Jasmina Easwaramkunnath
Lisa Mary Koshy

# Síndrome de Dressler

Jasmina Easwaramkunnath
Lisa Mary Koshy

# Síndrome de Dressler

ScienciaScripts

**Imprint**

Any brand names and product names mentioned in this book are subject to trademark, brand or patent protection and are trademarks or registered trademarks of their respective holders. The use of brand names, product names, common names, trade names, product descriptions etc. even without a particular marking in this work is in no way to be construed to mean that such names may be regarded as unrestricted in respect of trademark and brand protection legislation and could thus be used by anyone.

Cover image: www.ingimage.com

This book is a translation from the original published under ISBN 978-620-2-31411-4.

Publisher:
Sciencia Scripts
is a trademark of
Dodo Books Indian Ocean Ltd. and OmniScriptum S.R.L publishing group

120 High Road, East Finchley, London, N2 9ED, United Kingdom
Str. Armeneasca 28/1, office 1, Chisinau MD-2012, Republic of Moldova, Europe
Printed at: see last page
**ISBN: 978-620-8-02473-4**

"Ao querido Deus, cuja bênção eterna e presença divina nos ajudam a alcançar todos os nossos objetivos."

Não há palavras suficientes para expressar nosso agradecimento e gratidão a todos aqueles que nos ajudaram a realizar este trabalho e que nos inspiraram e encorajaram inúmeras vezes.

Gostaríamos de agradecer aos nossos pais e familiares por seu apoio e conselhos constantes.

Gostaríamos de expressar nossa gratidão à Srta. Eugenia Rosca, editora de aquisições da scholar's press, por sua orientação prática e assistência na publicação oportuna da obra.

Agradecemos a todos os membros do corpo docente da National College of Pharmacy e do Department of Cardiology, KMCT Medical College, por sua constante inspiração e motivação.

Por último, mas não menos importante, gostaríamos de agradecer antecipadamente a todos os leitores, que, estamos convencidos, servirão de orientação para melhorar e expandir o conteúdo deste trabalho.

# **RESUMO**

A síndrome do curativo é definida como uma inflamação do pericárdio com a formação de um exsudato inflamatório fibrinoso. Também é conhecida como síndrome pós-pericardiotomia (PPS), síndrome pós-infarto do miocárdio ou síndrome pós-lesão cardíaca. Acredita-se que seja uma reação do sistema imunológico que danifica o tecido cardíaco ou o pericárdio como resultado de um ataque cardíaco, cirurgia ou lesão traumática. Em 1956, William Dressler sugeriu que a síndrome ocorre em cerca de 3% a 4% dos pacientes com infarto do miocárdio (IM). Ela é diagnosticada em cerca de 0,1% dos pacientes hospitalizados e em 5% dos pacientes admitidos no departamento de emergência com dor torácica não cardíaca. A SD pertence a um grupo de síndromes após lesão cardíaca que inclui a síndrome pós-pericardiotomia e a pericardite pós-traumática. As causas iatrogênicas são intervenções coronárias percutâneas ou intracardíacas, ou seja, inserção de eletrodos de marcapasso, ablação por radiofrequência, e as causas não iatrogênicas são traumas contundentes ou penetrantes. As manifestações clínicas incluem dor torácica associada a infarto do miocárdio e dor pleurítica com febre de alto grau. O procedimento diagnóstico padrão e o exame de imagem mais sensível para avaliar um paciente com SD é um ecocardiograma. Outras investigações incluem um eletrocardiograma (ECG), um hemograma completo e uma radiografia de tórax. As complicações da SD incluem tamponamento cardíaco e pleurisia constritiva. O tratamento inclui AINEs (por exemplo, aspirina, ibuprofeno, naproxeno), que são descontinuados em um período de 4 a 6 semanas à medida que o líquido pericárdico acumulado diminui. Os pacientes que não respondem à terapia com AINEs podem receber um tratamento de uma semana com corticosteroides (por exemplo, prednisona), que é descontinuado em um período de 4 semanas.

# ABREVIATURAS

DS        Dressler's Syndrome

MI        Myocardial Infarction

NSAID   Non Steroidal Anti-Inflammatory Drugs

PPS       Post Pericardiotomy Syndrome

PCI       Percutaneous Coronary Intervention

ECG      Electrocardiography

ESR      Erythrocyte Sedimentation Rate

MRI      Magnetic Resonance Imaging

FBC      Full Blood Count

SA        Sinoatrial

AV        Atrioventricular

# __INTRODUÇÃO__

A síndrome de Dressier (pericardite tardia) é uma forma secundária de pericardite na qual o pericárdio, o saco que envolve o coração, fica inflamado. [1]Ela se desenvolve semanas a meses após o infarto inicial, raramente na primeira semana após o infarto. A pericardite pós-infarto pode ser classificada como "precoce" (pericardite epistenocárdica) ou "tardia" (síndrome de Dressler). [2]A SD não deve ser confundida com a pericardite epistenocárdica e é considerada um fenômeno raro na era da reperfusão (agora ICP). [3]Ela foi descrita pela primeira vez em 1956 por William Dressler no Maimonides Medical Centre. Essa condição ocorre em 3 a 4% de todos os casos de infarto agudo do miocárdio. [4]Estima-se que a recorrência ocorra em cerca de 10 a 15% dos pacientes. A etiologia da SD não é conhecida, mas acredita-se que seja uma reação autoimune com autoanticorpos direcionados contra antígenos expostos após danos ao pericárdio. [5]Uma proporção maior de células T auxiliares ativadas (CD4+/25 +) e células T citotóxicas (Leu-7+/CD8+) foi encontrada em pacientes que desenvolveram PPS após o transplante. Ela é acompanhada de dor torácica, febre, mal-estar, dificuldades respiratórias, derrames pericárdicos e pleurais. [6]Cada indivíduo apresenta uma condição clínica diferente, caracterizada por lesão cardíaca inicial com envolvimento do pericárdio ou do miocárdio e casos complicados com pleuropericardite, tamponamento cardíaco ou derrame pleural maciço. [7]A SD pode ser diagnosticada por meio de vários métodos, incluindo ecocardiograma, ECG, radiografia de tórax e exame de sangue completo. Recomenda-se repouso adequado para pacientes com SD. Medicamentos de venda livre podem ser eficazes para a dor e a inflamação associadas à SD. Controle da dor com analgésicos e redução das respostas inflamatórias com medicamentos anti-inflamatórios. [8]A pericardite recorrente pode ser tratada com colchicina. Em casos graves, recomenda-se a drenagem do excesso de fluido,com anestesia local ou remoção do pericárdio. Se não for tratada, a doença pode se agravar e se tornar fatal.

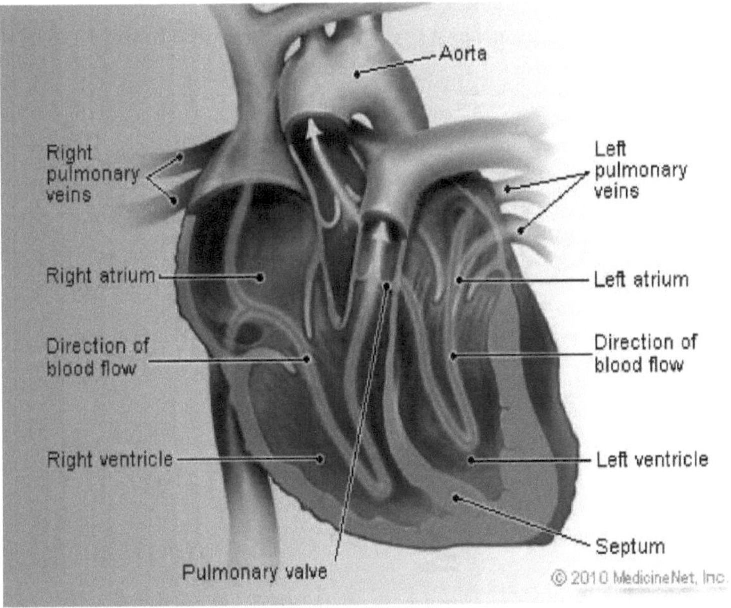


Fig 1 Anatoma del corazón

O coração tem quatro câmaras, um átrio direito e um ventrículo direito, um átrio esquerdo e um ventrículo esquerdo, e consiste em um músculo cardíaco especializado. O sangue flui das veias para o átrio direito e depois para o ventrículo direito. Em seguida, é bombeado para os pulmões e volta para o átrio esquerdo, de onde é canalizado pelo ventrículo esquerdo para as artérias sistêmicas.

Funcionalmente, o coração é dividido em duas partes: o coração direito e o coração esquerdo. O coração direito consiste no átrio direito e no ventrículo direito e o coração esquerdo consiste no átrio esquerdo e no ventrículo esquerdo. O átrio direito recebe sangue desoxigenado do corpo e o ventrículo direito o bombeia para os pulmões; o átrio esquerdo recebe sangue oxigenado dos pulmões e o ventrículo esquerdo o bombeia de volta para o corpo.

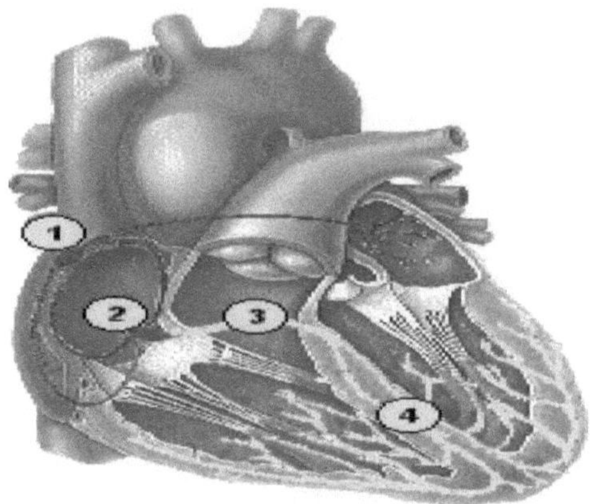

Fig. 2: Sistema de fiação elétrica

1.   Nó atrial sinusal (nó SA)

2.   Nó atrioventricular (nó AV      )

3.   Feixe AV conjunto

4.   Ramos de feixe direito e esquerdo


O nó SA ou nó sinusal é o marcapasso natural do coração. Ele envia o impulso elétrico que aciona cada batimento cardíaco. O impulso se espalha pelo

Átrios que fazem com que o tecido muscular do coração se contraia em uma forma de onda coordenada.

O impulso do nó SA chega ao nó AV, que está localizado na parte inferior do átrio direito. O nódulo AV, por sua vez, envia um impulso através da rede nervosa para os ventrículos e desencadeia a mesma contração em forma de onda dos ventrículos.

A rede elétrica que abastece os ventrículos sai do nó AV por meio dos ramos direito e esquerdo do feixe. Essas fibras nervosas enviam impulsos que causam a contração do tecido muscular do coração.

## BOLSA DE CORAÇÃO

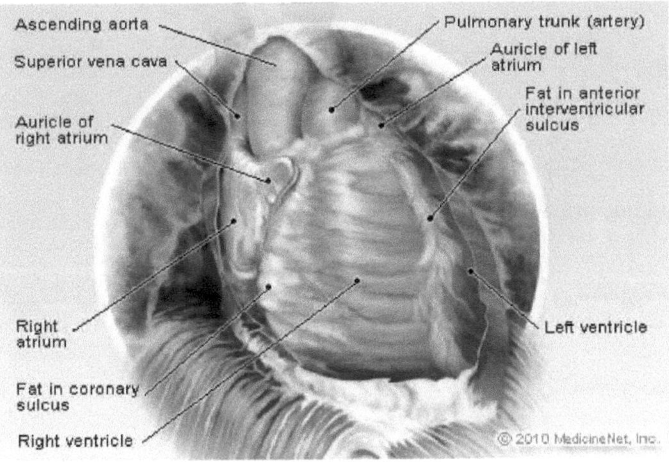


Fig. 3: Pericárdio

O pericárdio é um saco de tecido fibroso em forma de cone que envolve o coração e os vasos sanguíneos. A palavra "pericárdio" significa "ao redor do coração". A camada externa do pericárdio é chamada de pericárdio parietal. A parte interna do pericárdio é chamada de pericárdio visceral ou epicárdio.

O pericárdio tem duas bainhas: uma externa e uma interna. A bainha externa é resistente e espessa e está conectada ao centro do diafragma e à parte posterior do esterno. A bainha interna é dupla, com uma camada firmemente conectada ao coração, enquanto a outra camada reveste a superfície interna da bainha externa, com o espaço entre elas preenchido por fluido.

Essa pequena quantidade de fluido, o fluido pericárdico, serve como lubrificante para permitir o movimento normal do coração no tórax.

### Sístole

A contração do tecido muscular do coração nos ventrículos é conhecida como sístole. O aumento da pressão causado pela contração dos ventrículos é conhecido como pressão sistólica.

### Diástole

O relaxamento do tecido muscular do coração nos ventrículos é conhecido como diástole. A queda na pressão causada pelo relaxamento dos ventrículos é chamada de pressão diastólica.

# SÍNDROME DE DRESSLER

**TERMINOLOGIA** A síndrome do curativo (SD) é uma forma de pericardite secundária que ocorre como resultado de uma lesão no coração ou no pericárdio.

[9]O termo síndrome de Dressier é frequentemente usado para uma condição semelhante com etiologia semelhante que ocorre após cardiotomia e até mesmo trauma contuso ou penetrante no tórax.

<u>**SINÔNIMOS**</u>

- Síndrome pós-infarto do miocárdio

- Síndrome pós-pericardiotomia (SPP)

- Síndrome pós-cardiovascular[10]

<u>**HISTÓRIA**</u>

[3]A SD foi descrita pela primeira vez por William Dressler em 1956. Caracteriza-se por dor torácica pleurítica, febre leve e pericardite, que pode ser acompanhada de derrame pericárdico. [11]Acredita-se que seja mediada pelo sistema imunológico com a ajuda de anticorpos anti-coração.

[2]A síndrome de Dressler não deve ser confundida com a pericardite epistenocárdica (que costumava ocorrer no período após um infarto do miocárdio) e é considerada um fenômeno raro na era da reperfusão (atualmente, intervenção coronária percutânea [ICP]).

<u>**EPIDEMIOLOGIA**</u>

- [9]A síndrome tem uma taxa de incidência de 3 a 4% de todos os casos de infarto agudo do miocárdio.

- Ocorre com mais frequência em pacientes que foram submetidos à cirurgia para abrir o pericárdio.

- [12]Nos Estados Unidos, a incidência estimada varia entre 2% e 30%.

- A SD é mais comum em pessoas entre 20 e 50 anos de idade.

- A SD é raramente observada em crianças com menos de 2 anos de idade.

- Tanto homens quanto mulheres podem ser afetados, embora a doença ocorra com mais frequência em homens.

- [13]Não há preferências raciais, étnicas ou geográficas.

- [14]A incidência dessa síndrome é muito baixa, com relatos de 1-7% antes da era da reperfusão.


## **FATORES DE RISCO**

[4]Como o risco de desenvolver SD tende a ser maior em pacientes com um infarto maior após um ataque cardíaco, é mais provável que ocorram recorrências em pacientes que já tiveram um episódio anterior de SD.

Outros fatores predisponentes para a SD são infecções virais, cirurgia com grande dano miocárdico, idade jovem, histórico de pericardite, tratamento prévio com prednisona, grupo sanguíneo B negativo e anestesia com halotano [15].

- Com relação às infecções virais, foi observada uma variação sazonal na incidência da SD, com a doença ocorrendo com mais frequência quando a prevalência de infecção viral é mais alta na comunidade. Os vírus associados à SD incluem o Coxsackie B, o adenovírus e o citomegalovírus, que ocorrem nos pacientes com níveis elevados de componentes virais. [16]Embora títulos virais elevados sejam encontrados em pacientes com SD associada, nenhum componente viral foi isolado do próprio pericárdio ou do derrame pleural desses pacientes.

- Operações que causam grandes danos ao músculo cardíaco (por exemplo, substituição da válvula aórtica).

- [17]Trauma no tórax por outros motivos, como cirurgia ou acidente, um diagnóstico precoce de pericardite aguda.

## **ETIOLOGIA**

A causa exata da SD não é clara. Suspeita-se que ela ocorra quando uma cirurgia cardíaca ou um ataque cardíaco desencadeia uma reação imunológica no pericárdio.

Em resposta a uma lesão, o corpo normalmente envia células imunológicas e anticorpos para reparar a área. [18]Entretanto, uma resposta imunológica pode, às vezes, causar inflamação excessiva.

Outras causas de pericardite:

- Doença infecciosa

- Infecções urêmicas

- Doença neoplásica

- Doenças autoimunes sistêmicas

Causas induzidas por radiação[19]

- [20]A SPP pode ocorrer em 10 a 40% das pessoas que passaram por cirurgia cardíaca.

**Fatores desencadeantes:**

- Operações cardíacas, como cirurgia de coração aberto ou operações de bypass nas artérias coronárias
- ICP, também conhecida como angioplastia coronariana e implante de stent
- Implantação de um marcapasso
- Ablação cardíaca
- Isolamento das veias pulmonares
- [21]Trauma penetrante no          tórax.

## MANIFESTAÇÕES CLÍNICAS

Os pacientes geralmente apresentam sintomas de SD de 1 a 6 semanas após o dano inicial ao pericárdio. . [22]Em algumas pessoas, os sintomas não aparecem até três meses depois.

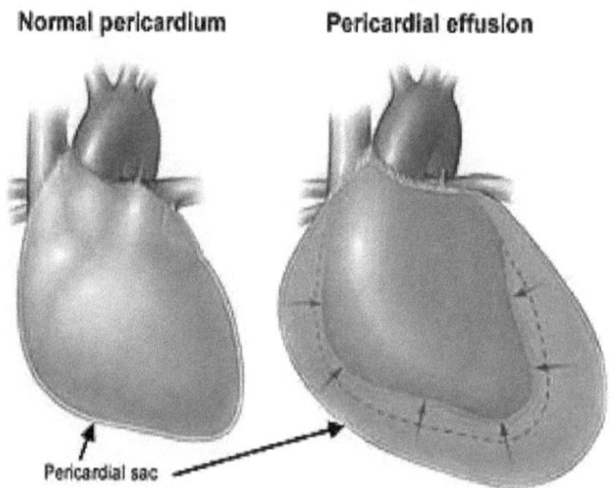


Fig. 4: Pericárdio normal e pericárdio com derrame pleural

A maioria dos pacientes tem uma temperatura entre 100,4 F e 102,2 F (medida oralmente), ocasionalmente até 104 F. A febre geralmente diminui em 2 a 3 semanas.

As crianças com SD podem sentir dor no peito que piora quando inalam ou se deitam. [23]O vômito é frequentemente observado em crianças com SD, o que aumenta o risco de tamponamento cardíaco iminente.

Os sintomas da síndrome de Dressler incluem

- Dor pleurítica associada a pleurite e derrame pleural.
- Um derrame pericárdico significativo pode causar tamponamento cardíaco.
- A inflamação pode levar à pericardite constritiva.
- Cansaço, mal-estar, pleurisia e dor no ombro esquerdo
- Irritabilidade e redução do apetite
- Ocasionalmente, os pacientes apresentam dispneia ou artralgia
- ECG anormal
- Achados radiológicos anormais
- Valores elevados de VHS nos relatórios laboratoriais
- Tosse seca
- Medos
- Inchaço das pernas e dos pés (edema)
- Ritmo cardíaco acelerado, palpitações

- Dor no peito que piora quando se está deitado

- Febre

- Leucocitose

- [24,25,26]Rubor pericárdico (sons de ausculta).


## **FISIOPATOLOGIA**

A causa exata da SD não é conhecida, mas acredita-se que seja
imunomediada. Foi demonstrado que anticorpos antimiocárdicos elevados
estão presentes no sangue de pacientes com SD, mas não está claro se esses
anticorpos são a causa ou se ocorrem como consequência da síndrome.
[27]Existe a hipótese de que esses anticorpos antimiocárdicos sejam
direcionados contra antígenos expostos por danos ao pericárdio.

[28]Uma proporção maior de células T auxiliares ativadas (CD4+/25+) e
células T citotóxicas (Leu-7+/CD8+) foi encontrada em pacientes que
desenvolveram PPS após o transplante.

## **ETAPAS**

Há várias formas de síndrome de Dressier:

1. Forma extensa ou típica - Caracterizada por pleurisia, pericardite e
   poliartrite.
2. Forma atípica - Inclui os seguintes sintomas: síndrome
   cardiovascular, síndrome asmática e peritoneal, irritação da pele,
   artrite.

3. [29]Forma assintomática - uma mudança na composição do sangue, febre, artralgia.

## **DIAGNÓSTICO**

O exame diagnóstico pode revelar um aumento na taxa de sedimentação de eritrócitos, leucocitose, eosinofilia, pericardite e efusões pleurais.

Os vários diagnósticos que são realizados são os seguintes:

**Ecocardiograma**: ondas sonoras produzem uma imagem do coração que mostra o derrame pericárdico.

**Eletrocardiograma**: Os impulsos elétricos do coração são registrados por fios presos à pele. Certas alterações nos impulsos elétricos podem indicar pressão no coração. [30,31]Mas as leituras do eletrocardiograma podem ser anormais após a cirurgia cardíaca, portanto, um teste não é suficiente para confirmar a SD

Os quatro estágios das alterações do eletrocardiograma na pericardite aguda são os seguintes:

**Nível 1**

Inclui elevação difusa do segmento ST e depressão do segmento PR com depressão recíproca do segmento ST nas derivações aVR e VI.

**Nível 2**

Ele inclui a normalização dos segmentos ST e PR.

**Nível 3**

Caracteriza-se por uma inversão difusa da onda T.

**Nível 4**

[14]Nesse estágio, as alterações no ECG podem se normalizar ou a inversão da onda T pode persistir.

**Radiografia de tórax -** A radiografia ajuda a detectar o acúmulo de fluido ao redor do coração ou dos pulmões e pode ajudar a descartar outras causas dos sintomas, como pneumonia. 83% dos casos de derrames pleurais, 74% dos casos de opacidades parenquimatosas e 49% dos casos de aumento da silhueta cardíaca podem ser analisados dessa forma.

**Ressonância magnética:** mostra um derrame e ajuda a reconhecer o envolvimento do pericárdio.

**Exames de sangue:** Os resultados de determinados exames podem indicar atividade inflamatória compatível com a síndrome de Dressler.

**O hemograma** mostra leucocitose, às vezes acompanhada de esofilia e aumento da VHS.

[32,33]**A sorologia** mostra autoanticorpos cardíacos.

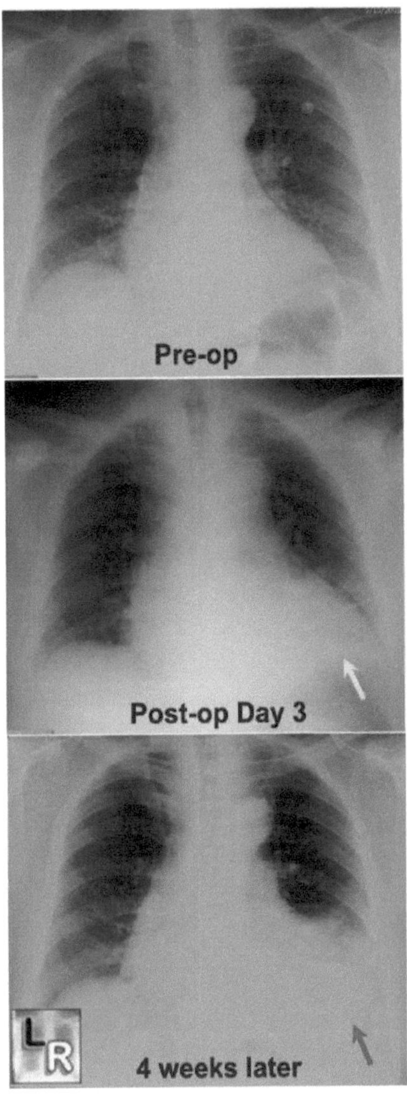



Fig. 5: Radiografia do tórax mostrando as alterações antes, depois da operação
e após 4 semanas

Dependendo da situação clínica, o fluido anormal no pericárdio pode ser cultivado para determinar se há uma causa infecciosa; o fluido é aspirado por meio de um procedimento chamado pericardiocentese,

[34]O fluido pericárdico (por exemplo, por meio de um dreno pericárdico) deve ser analisado quanto à contagem de células, contagem diferencial de sangue, culturas, coloração de Gram, citologia, proteína total e nível de triglicerídeos,

## **PROGNÓSTICO**

Em geral, o prognóstico dessa doença é benigno, e o resultado depende em grande parte da gravidade da doença cardíaca subjacente. [35]A maioria dos casos de SD se resolve em poucas semanas; em alguns casos, os sintomas podem persistir por vários meses; as recaídas ocorrem em 15% dos pacientes,

Essa doença pode levar a sintomas potencialmente fatais se não for tratada. Se diagnosticada precocemente e tratada com eficácia, os pacientes geralmente se recuperam totalmente. [36]O prognóstico também depende da gravidade dos sinais e sintomas da doença subjacente,

## **PREVENÇÃO**

Atualmente, a SD é uma doença do coração que pode não ser evitável. [37]Entretanto, o tratamento adequado e precoce de lesões no coração ou na região torácica pode reduzir o risco da mesma,

<u>**GERENCIAMENTO**</u>

Metas:

- Aliviar a dor

- Reduzir a inflamação

- Melhorar a qualidade de vida

- Para evitar a complicação

- para que o coração funcione melhor

- Reduzir a gravidade das doenças

<u>**Mudanças no estilo de vida**</u>

Deve ficar claro que os pacientes com SD devem levar um estilo de vida correto:

1. Siga as recomendações do nutricionista.

   - Coma frutas e vegetais frescos, sucos, bebidas de frutas, muesli e substitua as gorduras animais por gorduras vegetais.
   - Evite carnes gordurosas, café, bebidas carbonatadas, alimentos salgados, fritos, quentes e condimentados.
   - Reduza a ingestão de sal.
2. Evite o fumo e o consumo de álcool.
3. [38]Sob a supervisão de seu médico, pratique atividades físicas moderadas e faça terapia por exercícios.

## **Gerenciamento direto**

A hospitalização raramente é necessária em pacientes com SD devido à sua evolução benigna. Foi relatado que os pacientes com pericardite aguda com características de alto risco devem ser hospitalizados. [39]Essas características de alto risco incluem febre, leucocitose acentuada, presença de grande derrame pericárdico, tamponamento cardíaco, trauma agudo, imunossupressão, uso concomitante de anticoagulantes, falha na terapia com AINEs, troponina elevada e sintomas recorrentes.

Medicamentos de venda livre são frequentemente recomendados, por exemplo

- Aspirina - Essa preparação contém o ingrediente ativo ácido acetilsalicílico. Caracteriza-se por seus efeitos antipirético, analgésico e anti-inflamatório. A dosagem é individualizada e é prescrita pelo médico responsável. Pacientes com úlceras gastrointestinais, asma brônquica, diátese hemorrágica, intolerância aos componentes não podem tomar o medicamento. Evitar durante a gravidez.

- Ibuprofeno

- Naproxeno

- Diclofenaco - Contém o ingrediente ativo diclofenaco de sódio. Tem efeitos analgésicos, anti-inflamatórios e antipiréticos. É tomado uma ou duas vezes ao dia. A duração do tratamento é determinada pelo médico responsável. Pacientes com sangramento no trato gastrointestinal, úlceras gastrointestinais, hemofilia, intolerância aos componentes não podem tomar o medicamento. Evitar durante a gravidez.

Outros medicamentos AINEs incluem a indometacina.

- A indometacina é um derivado do ácido indoleacético. Caracteriza-se por seus efeitos analgésicos, anti-inflamatórios e antipiréticos. A dosagem é determinada individualmente pelo médico responsável. Evite tomar indometacina em casos de intolerância, pancreatite, proctite, insuficiência cardíaca crônica, pressão alta e durante a gravidez. Os seguintes sintomas podem ocorrer durante o uso da indometacina: Náuseas, dores de cabeça, taquicardia, reações anafiláticas, alergias, distúrbios mentais, sangramento vaginal.

Os AINEs são descontinuados em um período de 4 a 6 semanas, quando o fluido pericárdico acumulado diminui. ero[23]Os pacientes que não respondem à terapia com AINEs podem receber um tratamento de uma semana com corticosteroides (por exemplo, prednisona), que é reduzido gradualmente em um período de 4 semanas p j d 4°41'4 '4 ).

Outros medicamentos prescritos são:

**Colchicina.** Esse anti-inflamatório pode ser usado em conjunto com medicamentos de venda livre para tratar a SD. Alguns estudos sugerem que a colchicina tomada antes da cirurgia cardíaca ajuda a prevenir a pós-pericardiotomia. [44]A eficácia da colchicina no tratamento de uma síndrome pós-lesão cardíaca existente não está clara.

**Corticosteroides.** Esses supressores do sistema imunológico podem reduzir a inflamação associada à SD. Os corticosteroides podem ter efeitos colaterais graves e podem interferir na cicatrização do tecido cardíaco danificado após um ataque cardíaco ou cirurgia. Por esses motivos, os corticosteroides geralmente são usados somente quando outros tratamentos não funcionam.

- A dexametasona está disponível na forma de solução injetável. A preparação contém o ingrediente ativo fosfato sódico de dexametasona. Caracteriza-se por seu efeito antialérgico, anti-inflamatório e imunossupressor. A dosagem e a duração do tratamento são determinadas pelo médico responsável. O uso do medicamento é proibido em pacientes com doenças gastrointestinais, doenças virais e infecciosas, estados de imunodeficiência, doenças cardiovasculares, osteoporose sistêmica, insuficiência hepática e renal. O uso durante a gravidez deve ser evitado. Os seguintes sintomas são possíveis durante o uso da dexametasona: vômitos, hirsutismo, diabetes esteroide, dores de cabeça, euforia, alucinações, hipocalcemia, petéquias, alergias.
- Prednisolona - Está disponível na forma de comprimidos e soluções injetáveis. A preparação contém o ingrediente ativo fosfato sódico de prednisolona. Caracteriza-se por seus efeitos antialérgicos, anti-inflamatórios e imunossupressores. A dosagem depende da condição do paciente e, portanto, é individualizada. Evitar em pacientes com doenças virais, infecciosas, doenças gastrointestinais, estados de imunodeficiência, hipoalbuminemia. [42,45,46]Evitar tomar durante a gravidez.

Casos mais graves de DS (ou seja, sintomas sugestivos de tamponamento cardíaco iminente ou pericardite constritiva) podem exigir hospitalização com drenagem pericárdica. A pericardiocentese seguida de drenagem por cateter (geralmente de 24 a 48 horas) e o início concomitante de tratamento anti-inflamatório são considerados tratamento padrão para pacientes com derrame pericárdico significativo. [41,47]Se o derrame envolver todo o coração e for visível anteriormente (na frente do ventrículo direito), recomenda-se a pericardiocentese, além da orientação ecocardiográfica.

[39]Assim que o líquido pericárdico tiver sido drenado e os sintomas clínicos tiverem melhorado, a maioria desses pacientes também poderá retomar o atendimento ambulatorial.

## Gerenciamento de longo prazo.

Atualmente, não há recomendação para terapia de longo prazo em pacientes com sintomas recorrentes.

## GERENCIAMENTO DE COMORBIDADES

1. Insuficiência renal.

Os AINEs e a colchicina devem ser usados com cautela em pacientes com insuficiência renal.

Certas investigações diagnósticas, incluindo a CCT e a CMR, também devem ser usadas com cautela em pacientes com insuficiência renal devido ao risco de nefropatia induzida por contraste e fibrose sistêmica nefrogênica.

2. Insuficiência hepática.

A colchicina deve ser usada com cautela em pacientes com doença hepática devido ao risco de hepatotoxicidade.

Foi demonstrado que os AINEs também podem causar reações hepatotóxicas em condições específicas de doenças.

3. Insuficiência cardíaca sistólica e diastólica

Os AINEs devem ser usados com cautela em pacientes com insuficiência cardíaca preexistente devido ao risco de exacerbação.

4. Doença cardíaca coronariana ou doença vascular periférica

Os AINEs podem potencialmente inibir o efeito cardioprotetor da aspirina. Deve-se usar a menor dose possível e com a menor duração possível.

5. Diabetes ou outros problemas endócrinos

Os esteroides podem exacerbar a hiperglicemia e só devem ser usados com cautela em pacientes com diabetes mellitus.

6. Malícia

Nenhuma alteração na administração padrão.

7. Imunossupressão (HIV, esteroides crônicos, etc.).

Nenhuma alteração na administração padrão.

8. Doença pulmonar primária (DPOC, asma, DPI)

Nenhuma alteração na administração padrão.

9. Problemas gastrointestinais ou nutricionais

O principal efeito adverso que leva à descontinuação da colchicina é a diarreia e, portanto, deve ser usada com cautela em pacientes com distúrbios de motilidade.

## 10.  Problemas hematológicos ou de coagulação

Os AINEs e a aspirina só devem ser usados com cautela em pacientes com distúrbios hemorrágicos devido ao seu efeito antiplaquetário e ao aumento do risco de sangramento. A colchicina também deve ser evitada em pacientes com discrasias sanguíneas.

## 11.  Demência ou doença/tratamento psiquiátrico

Nenhuma alteração na administração padrão.

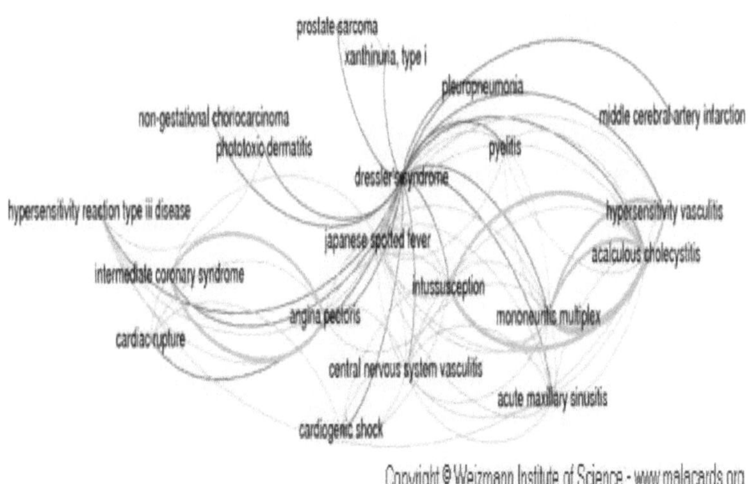


Fig. 6: As 20 doenças mais importantes associadas à SD

## **COMPLICAÇÕES**

A reação do sistema imunológico que leva à síndrome do curativo também pode causar o acúmulo de líquido nas membranas ao redor dos pulmões (derrame pleural).

Os pacientes que estão sentindo dor devido à reação inflamatória podem apresentar fissuras ao respirar. Isso pode levar à hipoxemia. [48]Monitore a saturação de oxigênio por oximetria de pulso em pacientes com esses achados.

Em casos raros, a síndrome de Dressler pode levar a complicações mais graves, incluindo

- **Tamponamento pericárdico.** A inflamação do pericárdio pode causar o acúmulo de líquido nesse saco (derrame pericárdico). O fluido pode exercer pressão sobre o coração, forçando-o a trabalhar mais e reduzindo sua capacidade de bombear o sangue com eficiência.

- **Pericardite constritiva.** A inflamação recorrente ou crônica pode levar ao espessamento ou à formação de cicatrizes no pericárdio. A formação de cicatrizes pode prejudicar a capacidade do coração de bombear sangue com eficiência.

## <u>TRATAMENTO DE COMPLICAÇÕES</u>

As complicações da síndrome de Dressler podem exigir tratamentos mais invasivos, incluindo

- **Drenagem do excesso de fluido.** Durante um tamponamento cardíaco, é realizada a chamada pericardiocentese, na qual o excesso de fluido é removido com uma agulha ou um pequeno tubo (cateter). O procedimento geralmente é realizado com anestesia local.

• **Remoção do pericárdio.** [49,50]No caso de pericardite constritiva, o pericárdio é removido cirurgicamente (pericardiectomia).

## **DISCUSSÃO**

[1]A síndrome do curativo é uma reação inflamatória do pericárdio que ocorre frequentemente após cirurgia pericárdica, lesões e infarto do miocárdio. [2]Outros fatores comuns que desencadeiam a SD são a punção cardíaca, o trauma contuso, o implante de marca-passo e o implante de stent coronário. Normalmente, o pericárdio fica inflamado devido a uma condição subjacente que causa atrito entre a membrana e o músculo e provoca uma dor aguda no peito, resultando em pericardite.

[3,4]A síndrome se manifesta como pericardite aguda com febre leve, dor torácica pleurítica, fricção do pericárdio e derrame pericárdico, que pode evoluir para um tamponamento cardíaco com risco de vida.

O diagnóstico da SD é feito em grande parte clinicamente, com achados característicos no exame físico, incluindo fricção no pericárdio, e histórico de infarto do miocárdio, cirurgia cardíaca ou lesão. [4,30]Embora a SD seja um pouco semelhante à pericardite peri-infarto que se segue a um infarto do miocárdio, ela geralmente ocorre várias semanas a meses após o infarto, em contraste com o início precoce da pericardite peri-infarto.

[28]Os procedimentos cirúrgicos comuns associados ao desenvolvimento dessa doença incluem a correção cirúrgica de defeitos do septo atrial, defeitos do septo ventricular e transplantes cardíacos.

[29]A fisiopatologia da SD não é claramente compreendida, mas acredita-se que ela seja o resultado de um processo autoimune, conforme evidenciado pela presença de anticorpos antimiocárdicos e pela sensibilidade a medicamentos anti-inflamatórios.

A avaliação clínica é sempre apoiada por exames laboratoriais para confirmar o diagnóstico da síndrome de Dressler. [33]A imagem cardíaca fornece características para o diagnóstico e pode ser usada terapeuticamente para tratar essa síndrome.

O tratamento inclui a drenagem do líquido pericárdico e a administração de medicamentos anti-inflamatórios. [45]No entanto, o tamponamento cardíaco é tratado como uma emergência com a drenagem do fluido pericárdico coletado.

O melhor tratamento para essa síndrome é tomar altas doses de aspirina. Em casos resistentes, também podem ser usados corticosteroides. Os AINEs podem ser usados, mas geralmente são menos recomendados e devem ser evitados em pessoas com doença cardíaca isquêmica. [51]A heparina deve ser evitada como tratamento para a SD, pois pode causar sangramento no pericárdio e levar ao tamponamento.

As pessoas com dor podem apresentar dor ao respirar. Pode ocorrer hipoxemia e a saturação de oxigênio deve ser monitorada.

Uma rara complicação fatal da SD é a oclusão de um enxerto durante a cirurgia de bypass da artéria coronária. [52,53]Um tamponamento pericárdico com risco de vida pode se desenvolver devido a um derrame pericárdico que aumenta rapidamente. O tamponamento ocorre em menos de 1% dos pacientes com síndrome pós-pericardiotomia. O tamponamento cardíaco é caracterizado pelo aumento da pressão de enchimento cardíaco, restrição progressiva do enchimento ventricular diastólico e redução do volume sistólico e do débito cardíaco.

Em um estudo com 822 pacientes submetidos a cirurgia valvar não urgente, 119 (14,5%) apresentaram síndrome pós-pericardiotomia, sendo que a incidência de reoperação por tamponamento em um ano foi de 20,9% nos pacientes que desenvolveram a síndrome, em comparação com 2,5% naqueles que não a desenvolveram; no entanto, a mortalidade em um ano foi semelhante (4,2% e 5,5%, respectivamente). [54]Os pacientes com síndrome pós-pericardiotomia também tiveram um tempo médio de internação hospitalar mais longo (13 dias versus 11 dias) e apresentaram maior probabilidade de terem sido tratados no pré-operatório para doença pulmonar sem corticosteroides.

## <u>CONCLUSÃO</u>

A SD pode ser descrita como uma forma de pericardite que geralmente se desenvolve após um infarto do miocárdio que resulta em lesão do coração ou do pericárdio. Por esse motivo, ela também é conhecida como síndrome pós-infarto do miocárdio

As perspectivas para a síndrome de Dressler são geralmente favoráveis. Entretanto, elas dependem da rapidez com que a condição é diagnosticada e tratada. Embora raro, o acompanhamento de longo prazo é recomendado devido ao risco de complicações, como o tamponamento cardíaco, que pode ser fatal. As pessoas que já sofreram de síndrome de Dressler uma vez correm um risco maior de ter outro episódio.

A recorrência da síndrome pós-pericardiotomia, incluindo a SD, é comum e foram relatadas recorrências até um ano após o evento inicial. A aspiração de fluido na presença de derrame pericárdico significativo pode ser necessária para reduzir a pressão. Se houver inflamação constritiva do pericárdio, pode ser sugerida uma cirurgia para remover o pericárdio.

Um motivo para isso pode ser o fato de a intervenção ativa reduzir o tamanho do infarto. Alguns argumentam que a síndrome não desapareceu, mas nunca existiu de fato como uma entidade separada.

<u>**EXEMPLO; RELATO DE CASO SOBRE A SÍNDROME DE PRESSLER**</u>

<u>**Apresentação do caso**</u>

Um homem de 56 anos deu entrada no hospital na noite passada com queixas de dor torácica do lado esquerdo associada a falta de ar, palpitações e sudorese. Ele já havia apresentado episódios semelhantes há dois dias e tinha histórico de doença coronariana - IMCA, disfunção moderada do VE diagnosticada há dois meses e angioplastia coronariana transluminal percutânea (ACTP) com implante de stent para doença coronariana realizada há dois meses. O paciente estava tomando medicação para DM e DLP. Na chegada, ele foi tratado com uma infusão de morfina e paracetamol. Seu relatório de investigação mostra uma ESR de 21, um HBA1C de 11,4, um nível de sódio diminuído (126) e um Trop I negativo (0,01ng/ml). O paciente foi bem tratado com ticagrelor 90 mg, rosuvastatina 20 mg, aspirina 75 mg, bisoprolol 5 mg, trimetazidina 60 mg, ranolazina 500 mg, ivabradina 5 mg, metoprolol 50 mg, furosemida 40 mg, pantoprazol 40 mg, montelucaste e levocitrizina. Ele recebeu alta 5 dias após a admissão e continua sem sintomas.

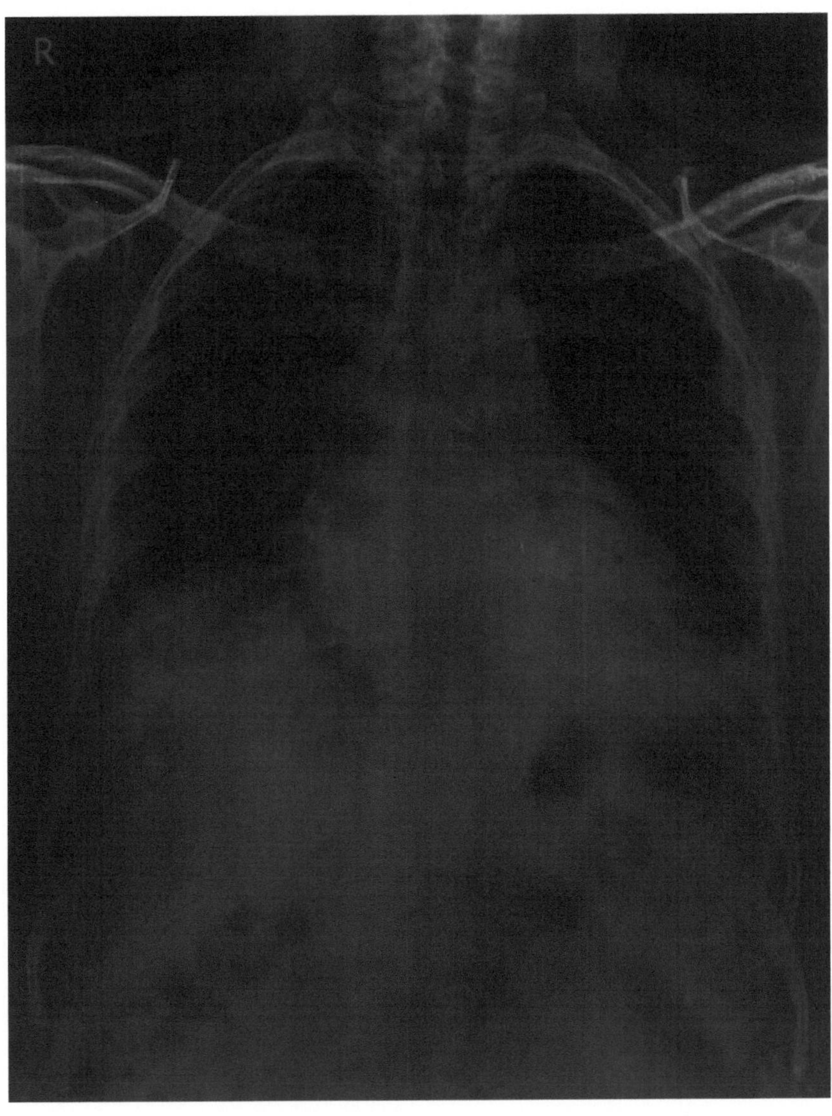

Fig. 7: Radiografia do tórax com cardiomegalia

# Discussão da apresentação do caso

Um paciente jovem (56 anos) com DM e DLP foi admitido no departamento de cardiologia com queixa de dor torácica. Seu ECO mostrou derrame pericárdico leve a moderado, hipertensão arterial pulmonar (HAP) leve, regurgitação mitral (RM) moderada e disfunção moderada do VE.

A incidência dessa doença está diminuindo com a melhora da terapia de reperfusão após o infarto do miocárdio(5). O valor de CKMB foi quase normal (21,6 UI/L) e a troponina I foi negativa (0,01 ng/ml), o ecocardiograma mostrou evidência de derrame pericárdico, o que é obrigatório para o diagnóstico de pericardite.

REFERÊNCIAS
1. Foris LA, Bhimji SS. Síndrome do curativo. In: StatPearls. Treasure

Island: Stat Pearls Publishing ; 2017 Jun.

2. Maisch B, Seferovic PM, Ristic AD et al. Guidelines on the diagnosis and

management of pericardial diseases executive summary; The Task force on

the diagnosis and management of pericardial diseases of the European

society of cardiology. Eur. HeartJ. 2004;25 (7): 587-610.

3. Dressler W (janeiro de 1959). "The post-myocardial infarction syndrome:

a report of forty-four cases" (A síndrome pós-infarto do miocárdio: um relato

de quarenta e quatro casos). AMA Arch Intern Med. 103 (1): 28-42.

4. Hendry C, Liew CK, Chauhan A et al. Um caso de síndrome de Dressler

que salvou sua vida. Eur Heart J Acute Cardiovasc Care. 2012;1 (3): 232-5.

5. Lehto J, Virolainen J. Síndrome pós-pericardiotomia. Duodecim. *2017*.

133 (4):411-6

6. Wessman DE, Stafford CM. The post-cardiac injury syndrome: case

report and review of the literature (A síndrome pós-lesão cardíaca: relato de caso e revisão da literatura). South Med J. 2006 Mar. 99(3):309-14

7. Jaworska-Wilczynska M, Abramczuk E, Hryniewiecki T. Postcardiac injury syndrome. Med Sci Monit. 2011 Nov;17(11):CQ13-14.

8. Khandaker MH, Espinosa RE, Nishimura RA, Sinak LJ, Hayes SN, Melduni RM, Oh JK. Pericardial disease: diagnosis and treatment (Doença pericárdica: diagnóstico e tratamento). Mayo Clin. Proc. 2010 Jun;85(6):572-93.

9. Dressler W. A post myocardial infarction syndrome; preliminary report of complication resembling idiopathic ,recurrent,beningn pericarditis.J Am Med Assoc. 1956 Apr 21;160(16);1379-83

10. Imazio M, et al. Síndrome pós-pericardiotomia: uma proposta de critérios diagnósticos. Jornal de Medicina Cardiovascular. 2013:14:351

11. Lawrence MS, Wright R. Tamponamento na síndrome de Dressler com estudos imunológicos. Br Med J. 1972 Mar 11;1(5801):665-666.

12. Gungor B,Ucer E,Erdinler IC.Uncommon presentation post cardiac injury syndrome:acute pericarditis after percutaneous coronary

intervention.Int J Cardiol.2008 Aug 1.128(1):19-21

13. Goossens, K., Caenepeel, A., & De Greef, Y. Tamponamento tardio que desencadeia a síndrome de Dressler após o isolamento da veia pulmonar. Acta cardiologica. 2012; 67(5), 595-598.

14. Welin L, Vedin A, Wilhelmsson C. Características, prevalência e prognóstico da síndrome pós-infarto do miocárdio. Br Heart J. Vol. 50.1983;140

15. Engle MA, Zabriskie JB, Senterfit LB, Gay WA, O'Loughlin JE, Ehlers KH. Viral diseases and post-pericardiotomy syndrome (Doenças virais e síndrome pós-pericardiotomia). Um estudo prospectivo em crianças. Circulation. 1980 Dec;62(6):1151-8

16. Engle MA, Zabriskie JB, Senterfit LB. Anticorpos reativos cardíacos, doença viral e síndrome pós-pericardiotomia. Correlatos de um estudo prospectivo triplo-cego. Trans. Am. Clin. Climatol. Assoc. 1976;87:147-60.

17. Imazio M, Brucato A, Rovere ME, Gandino A, Cemin R, Ferrua S,

Maestroni S, Barosi A, Simon C, Ferrazzi P, Belli R, Trinchero R, Spodick D, Adler Y. Características contemporâneas, fatores de risco e prognóstico da síndrome pós-pericardiotomia. Am. J. Cardiol. 2011 Oct 15;108(8):1183-7.

18. Spodick, D. Decreased Recognition of the Post-Myocardial Infarction ;Dressler Syndrome in the Postinfarct Setting: Masquerading as "idiopathic pericarditis" after silent infarcts". Chest. 2004;126; 1410-1411.

19. Shahar, A., Hod, H., Barabash, GM. "The disappearance of a syndrome: Dressler's syndrome in the era of thrombolysis" (O desaparecimento de uma síndrome: a síndrome de Dressler na era da trombólise). Cardiology. vol. 85. 1990; 255.

20. Alraies MC, et al. Características clínicas associadas a eventos adversos em pacientes com síndrome pós-percariotomia após cirurgia cardíaca. American Journal of Cardiology. 2014;114:1426.

21. Caforio ALP, Marcolongo R, Brucato A, Cantarini L, Imazio M, Iliceto S. Pericardite idiopática aguda: teorias imunológicas atuais. Relatórios de

Pesquisa em Cardiologia Clínica. 2012;3:49-55.

22. Bucekova E, Simkova I, Hulman M; Postpericardiotomy syndrome - syndrome after cardiac injury (Síndrome pós-pericardiotomia - síndrome após lesão cardíaca). Bratisl Lek Listy. 2012;113(8):481-5.

23. Falconnet C, Perrenoud JJ. Febre após embolia pulmonar: síndrome semelhante à de Dressler. European Geriatric Medicine (Medicina Geriátrica Europeia). 2010;1(1):29-31.

24. Van Kolen K, Jogani S, Belmans A, Schurmans J. Febre após infarto agudo do miocárdio: síndrome de Dressler detectada por ressonância magnética cardíaca. International Journal of Cardiology;2015. 183, 209-210.

25. Bielsa S, Corral E, Bagueste P, Porcel JM. Características dos derrames pleurais na pericardite idiopática aguda e na síndrome pós-lesão cardíaca. Annals of the American Thoracic Society; 2016.13(2), 298-300.

26. Luckie M, Jenkins NP, Davidson NC, et al; Síndrome de Dressler após isolamento da veia pulmonar para fibrilação atrial. Acute Card Care. 2008 ; 10(4):234-5.

27. Bartels C, Honig R, Burger G, Diehl V, de Vivie R. A importância dos anticorpos anticardiolipina e anticorpos anti-músculo cardíaco para o diagnóstico da síndrome pós-pericardiotomia. Eur. Heart J. 1994 Nov;15(ll):1494-9.

28. Engle MA, Klein AA, Hepner S, Ehlers KH. Postpericardiotomia e síndromes relacionadas. Cardiovasc Clin. 1976;7(3):211-7.

29. Clapp SK, Garson A, Gutgesell HP, Cooley DA, Mc Namara DG. Derrame pericárdico pós-operatório e sua relação com a síndrome pós-pericardiotomia. Pediatrics. 1980 Oct;66(4):585-8.

30. De Biase L, Di Renzi P, Piccioni F, Tocci G, Sinatra R, Ruvolo G, Martina C, Orlacchio A. Diagnóstico por imagem de ressonância magnética cardíaca de um derrame pericárdico localizado em um paciente com síndrome pós-pericardiotomia. Ital Heart J. 2002 Jul;3(7):435-6.

31. Tsang TS, Barnes ME, Hayes SN, Freeman WK, Dearani JA, Butler SL, Seward JB. Clinical and echocardiographic characteristics of significant pericardial effusions after cardiothoracic surgery and results of echoguided

pericardiocentesis for treatment: Mayo Clinic experience, 19791998. Chest. 1999 Aug;116(2):322-31.

32. Lawley C, Mazhar J, Grieve SM et al. Imaginando a inflamação pericárdica na síndrome de Dressler com ressonância magnética cardíaca. Int J Cardiol 2013;168 (1): 32-3.

33. Jaffe AS, Boyle AJ. Capítulo 5: Infarto agudo do miocárdio. In: Crawford MH, ed. Current diagnosis and treatment: Cardiology (Diagnóstico e tratamento atuais: Cardiologia). 3ª edição. Nova York: McGraw-Hill; 2009.

34. Imazio, M, Negro, A, Belli, R, Beqaraj, F, Forno, D, Giammaria, M, Trinchero, R, Adler, Y, Spodick, D. "Frequency and Prognostic Significance of Pericarditis Following Acute Myocardial Infarction Treated by Primary Percutaneous Coronary Intervention". Am J Cardiol. Vol. 103. 2009;1525-1529.

35. Prinz SE, Cunha BA. Síndrome pós-pericardiotomia. Heart Lung. 1997 Mar-Abr; 26(2):165-8.

36. Tamarappoo BK, Klein AL. Síndrome pós-pericardiotomia. Curr Cardiol Rep. 2016;18(11):116.

37. Boushahri A, Katz R. "Postmyocardial infarction syndrome (Dressler syndrome) after early reperfusion" (Síndrome pós-infarto do miocárdio (síndrome de Dressler) após reperfusão precoce). Br J Cardiol. 2012; 19. 95-6.

38. Herzog E. Managemet of Pericardial Disease (Gerenciamento de doenças do pericárdio). Heidelberg, Alemanha: Springer; 2014.

39. Cantinotti M, et al. Controversies in the prophylaxis and treatment of postperative pericardial syndromes: a critical review with special reference to paediatric age. Jornal de Medicina Cardiovascular. 2014;15:847

40. Montera MW, Mesquita ET, Colafranceschi AS, et al. I Diretrizes brasileiras sobre miocardite e pericardite. ArquivosBrasileiros de Cardiologia. 2013;100(4):1- 36.

41. Bendjelid K., Pugin J. A síndrome de Dressler está morta? *Chest.* 2004;126(5):1680- 1682.

42. Adams JG. Pericardite, tamponamento pericárdico e miocardite. Em: Emergency Medicine: Clinical Essentials (Medicina de Emergência: Fundamentos Clínicos). 2ª ed. Philadelphia, Pa: Saunders Elsevier; 2013

43. Tralhao, A., Cavaco, D., Trabulo, M., & Ferreira, A. M. (2014). O retorno de uma entidade desaparecida: síndrome de Dressier após implante de marcapasso transvenoso. BMJ Case Reports, 2014, bcr2013203401.

44. Imazio M, et al. Cochicine for the prevention of postpericardiotomy syndrome and postperative atrial fibrillation: the COPPS-2 randomised clinical trial (Cochicina para a prevenção da síndrome pós-pericardiotomia e fibrilação atrial pós-operatória: o ensaio clínico randomizado COPPS-2). JAMA. 2014;312:1016

45. Yared, K, Baggish, AL, Picard, MH, Hoffmann, U, Hung, J. "Multimodality Imaging of Pericardial Diseases". JACC: Cardiovascular Imaging. vol. 3. 2010. pp. 650-660. 650-660.

46. Caforio A. L. P., Marcolongo R., Brucato A., Cantarini L., Imazio M., Iliceto S. Pericardite idiopática aguda: teorias imunológicas atuais.

Relatórios de pesquisa em cardiologia clínica. 2012;3:49-55.

47.  Alraies MC, et al. Características clínicas associadas a eventos adversos em pacientes com síndrome pós-percariotomia após cirurgia cardíaca. American Journal of Cardiology. 2014;114:1426

48. Goossens K, Caenepeel A,De Greef, Y. Tamponamento tardio que desencadeia a síndrome de Dressler após o isolamento da veia pulmonar. Acta Cardiologica, 2012; 67(5), 595-598.

49.  Kabukgu M, Demircioglu F, Topuzoglu F, Sancaktar O, Ersel-Tuzuner F. Percutaneous drainage and successful treatment of pericardial tamponade in Dressler's syndrome. British Journal of Cardiology. 2003;10(3):220-221.

50. Vaideeswar P, Chaudhari JP, Butany J. Mechanical complications of myocardial infarction (Complicações mecânicas do infarto do miocárdio). Diagnostic Histopathology. 2013;19(1):13-19.

51. Correale E., Maggioni A. P., Romano S., et al. Comparação da frequência, significado diagnóstico e prognóstico do envolvimento pericárdico no infarto agudo do miocárdio tratado com e sem trombolíticos.

American Journal of Cardiology. 1993;71(16):1377-1381

52.  Doulaptsis C., Cazacu A., Dymarkowski S., Goetschalckx K., Bogaert J. Epistenocardial pericarditis. Hellenic Journal of Cardiology (Jornal Helênico de Cardiologia). 2013;54(6):466-468.

53.  Letho J, Virolainen J. Postpericardiotomy syndrome (Síndrome pós-pericardiotomia), Duodecin. 2017.133(4); 411-6.

54.  Van OD, Nathoe HM, Jacob KA et al.Determinantes da síndrome pós-pericardiotomia:  uma  revisão  sistemática.EurJ  Clin  Invest.2017 Jun.47(6);456-67.

Tabela de conteúdo

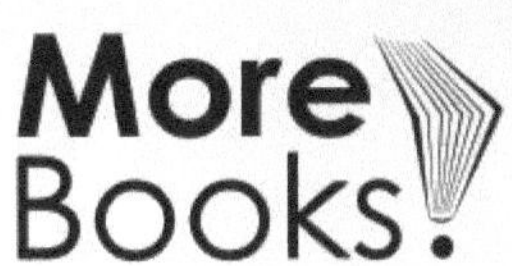

More
Books!


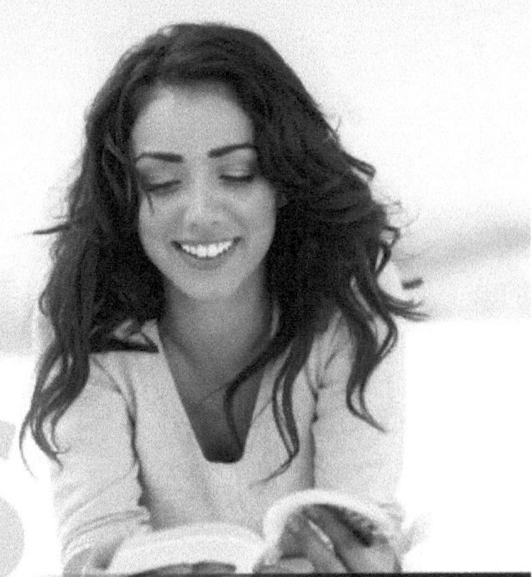

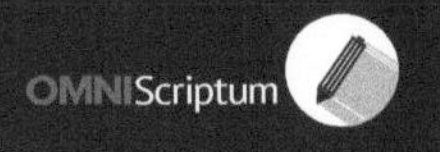

info@omniscriptum.com
www.omniscriptum.com
OMNIScriptum

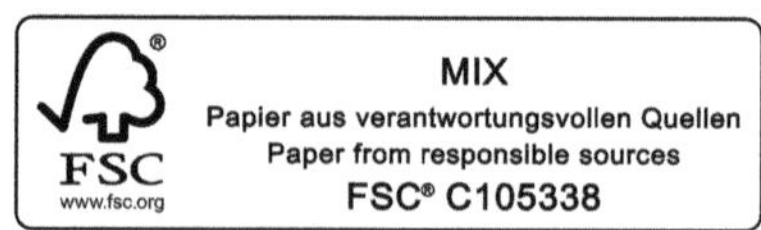



Printed by Books on Demand GmbH, Norderstedt / Germany